# O MENINO HIPER ATIVO em busca da erradicação da pobreza

THE HYPER ACTIVE BOY IN THE PURSUING ERADICATION OF POVERTY

RODRIGO TITON

Ilustrações de
MARCELO BITTENCOURT

Editora Verso

Editora InVerso

® 2020. Editora Inverso

R. Doutor Goulin, 1523 Alto da Glória
CEP 80040-280 Curitiba-PR
(41) 3254-1616 e (41) 3558-8001
editorainverso@editorainverso.com.br
www.editorainverso.com.br
Facebook.com/editorainverso
Instagram @editorainverso

**COORDENAÇÃO EDITORIAL**
Cristina Jones
Editora InVerso

**REVISÃO E TRADUÇÃO**
Carlos W. Jorge

**ILUSTRAÇÃO**
Marcelo Bittencourt

**CAPA, DESIGN, PROJETO GRÁFICO E ARTE-FINAL**
Adriane Baldini

DADOS INTERNACIONAIS DE CATALOGAÇÃO NA PUBLICAÇÃO (CIP)
Mona Youssef Hammoud — CRB/9.ª 1393

T621o

TITON, Rodrigo. O menino hiper ativo em busca da erradicação da pobreza \ The hyper active boy in the pursuing eradication of poverty. Marcelo Bittencourt [il.] - Curitiba: InVerso, 2020
28p. 21 x 21 cm - Bilíngue PTBR-ING

ISBN: 978-65-86436-56-3

1. Literatura infantil. 2. Erradicação da pobreza. 3. Infância. 4. ONU ODS. 5. Criança e o mundo. I.Título

CDD: 153.3

Literatura infantil: 153.3 Infância: 028.5

**PARA MEU FILHO PEDRO,
SAMI BITTENCOURT,
TIA EDI E AOS FUTUROS
MÉDICOS, PROFESSORES,
ENGENHEIROS,
EMPRESÁRIOS,
ADVOGADOS, ESCRITORES,
ARTISTAS, MAGISTRADOS,
CIENTISTAS, ATLETAS E
CIDADÃOS DA CAXIMBA.**

FOR MY SON PEDRO,
SAMI BITTENCOURT,
AUNT EDI, AND THE FUTURE
DOCTORS, TEACHERS,
ENGINEERS,
ENTREPRENEURS,
LAWYERS, WRITERS,
ARTISTS, MAGISTRATES,
SCIENTISTS, ATHLETES AND
CITIZENS OF CAXIMBA.

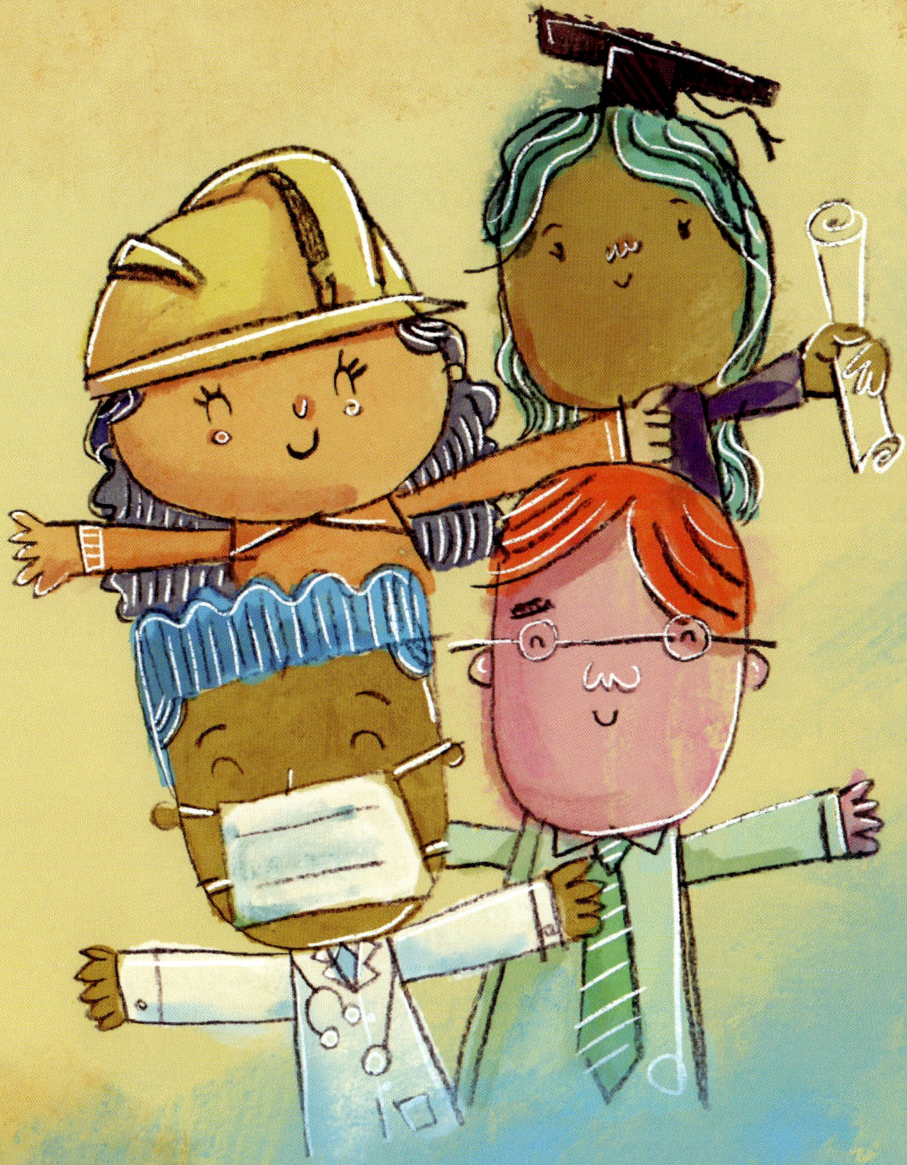

**— OI, PAPAI... NÓS VAMOS AONDE?**

**— VAMOS LEVAR ALGUMAS ROUPAS E ALIMENTOS PARA DOAÇÃO A BIBLIOTECA AMIGOS DO CAXIMBA.**

*— HI, DAD... WHERE ARE WE GOING?*

*— WE WILL TAKE SOME CLOTHES AND FOOD FOR DONATION TO THE LIBRARY OF CAXIMBA FRIENDS.*

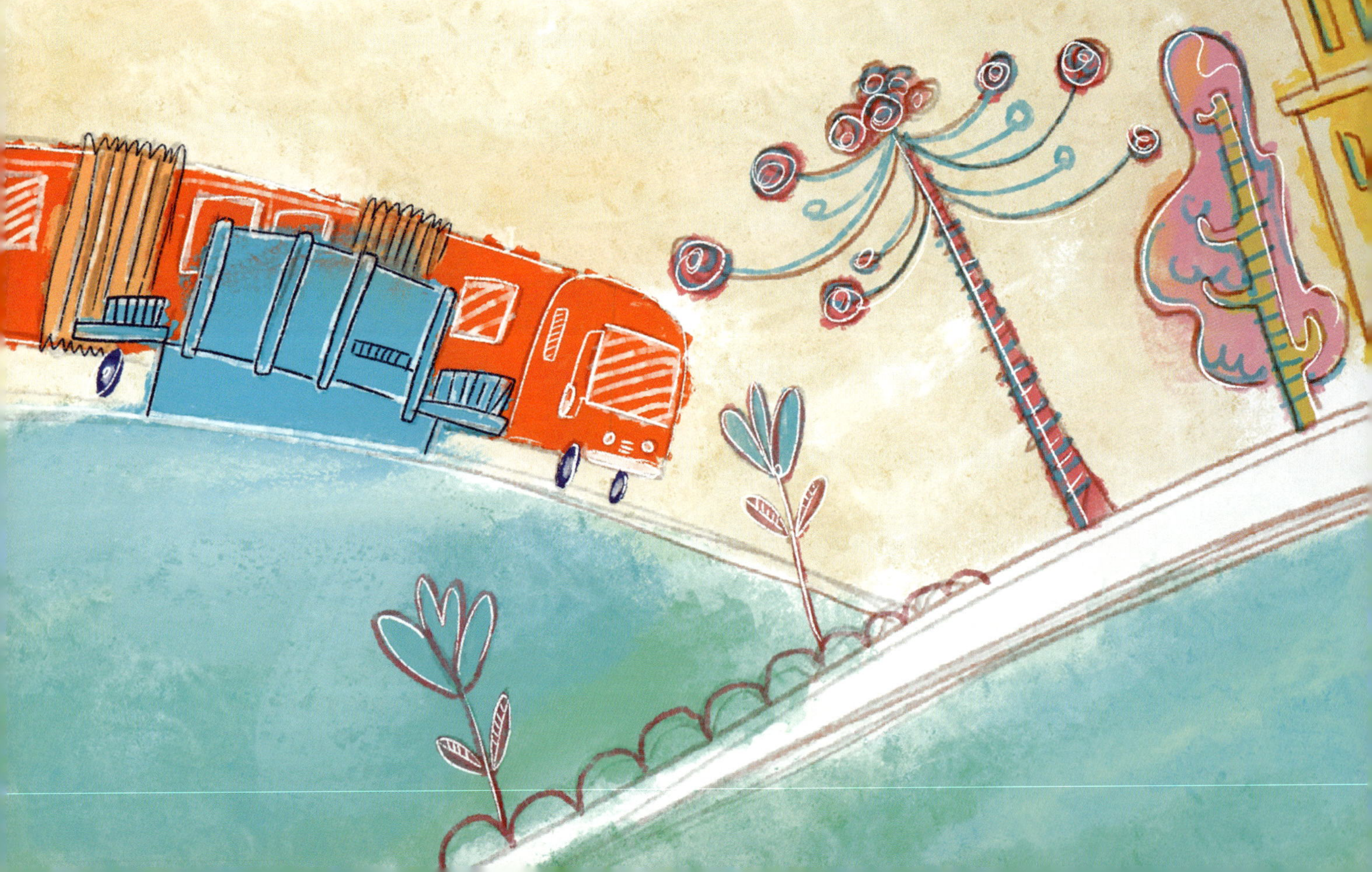

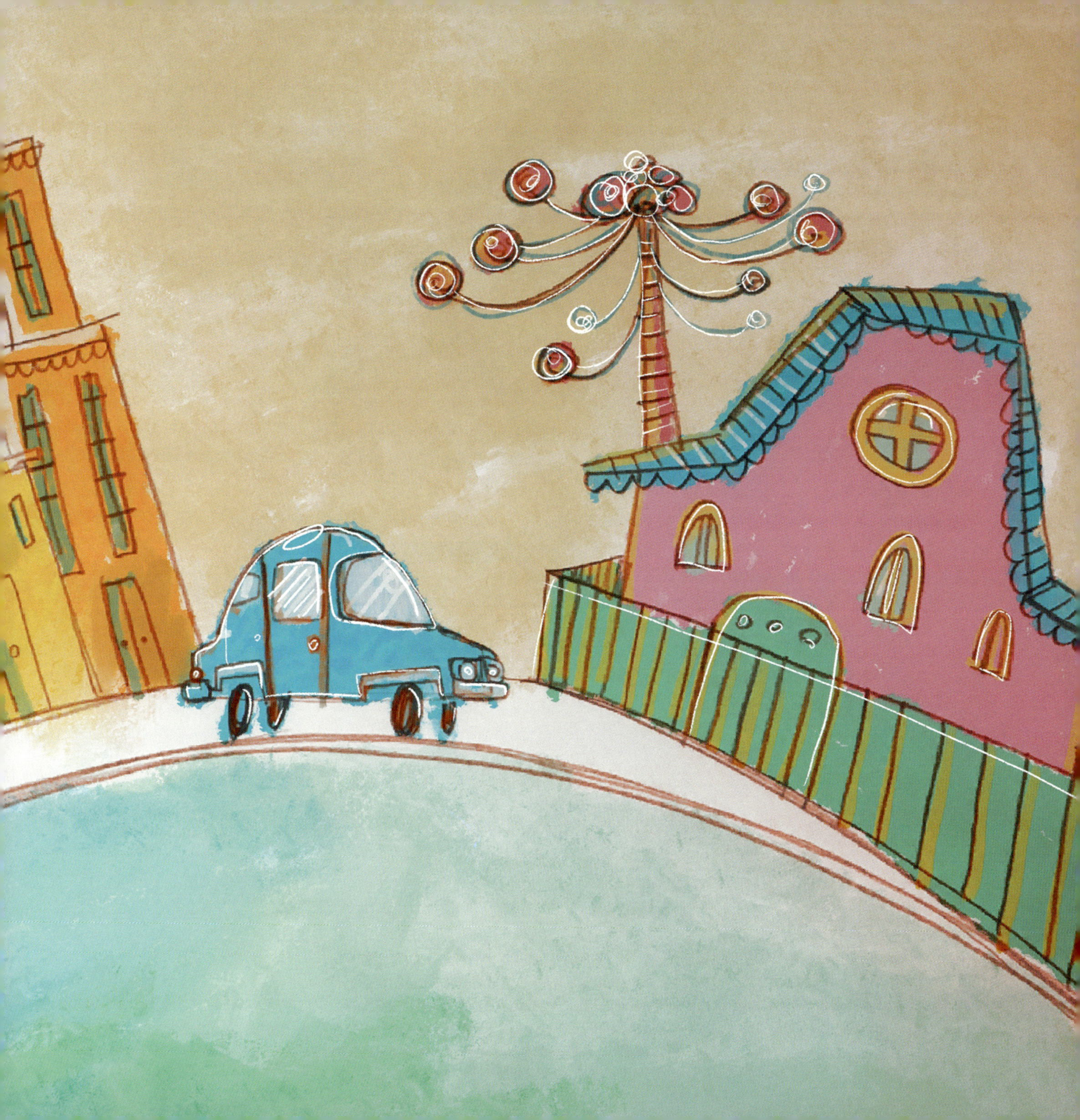

**— É MUITO BOM AJUDAR NÉ PAPAI!**

**— SIM, FILHO... É BOM, MAS AINDA NÃO É O SUFICIENTE.**

*— IT'S VERY GOOD TO HELP, RIGHT, DADDY?*

*— YES, SON... IT'S GOOD, BUT IT'S STILL NOT ENOUGH.*

**— COMO ASSIM?**

*— HOW'S THAT?*

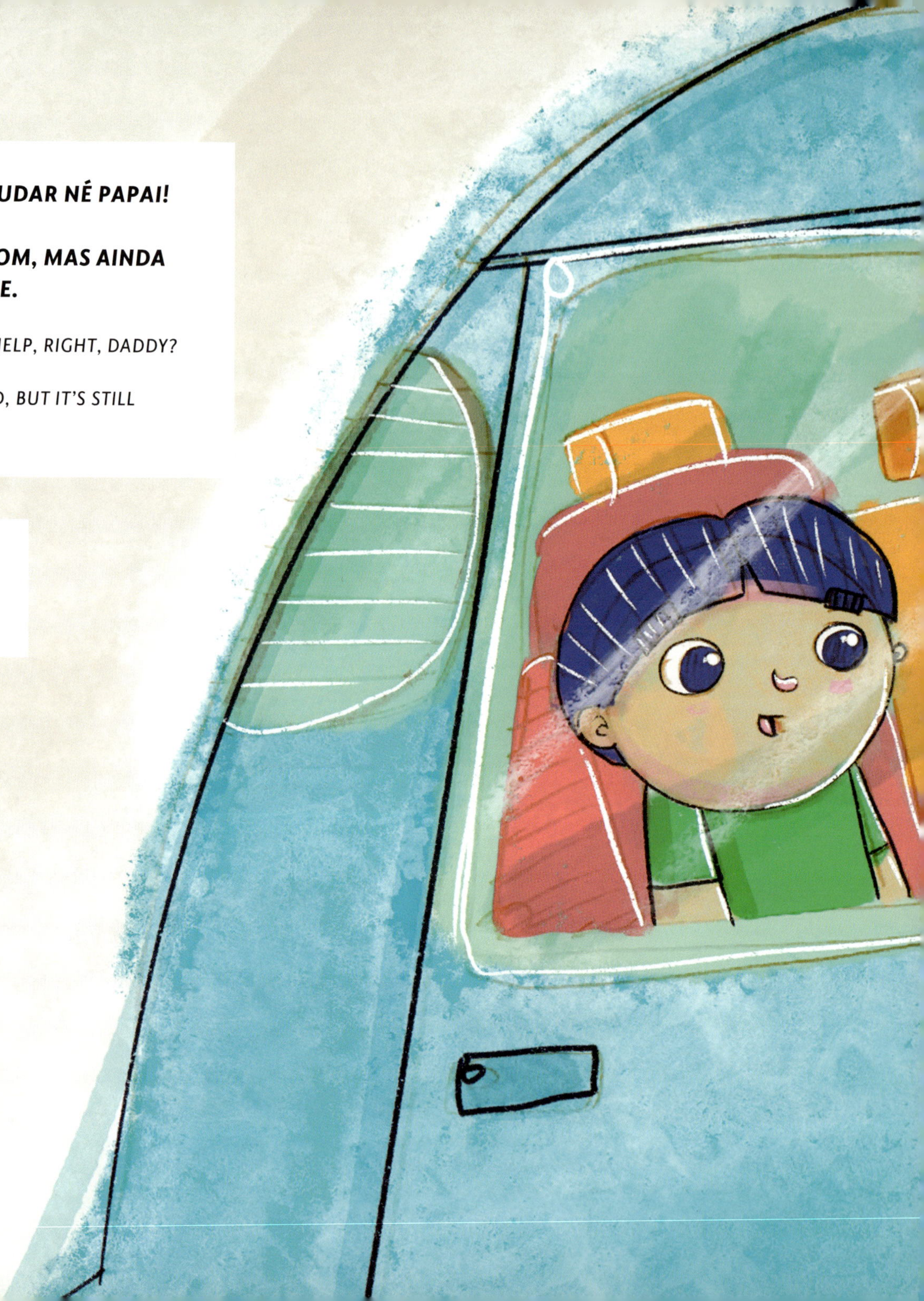

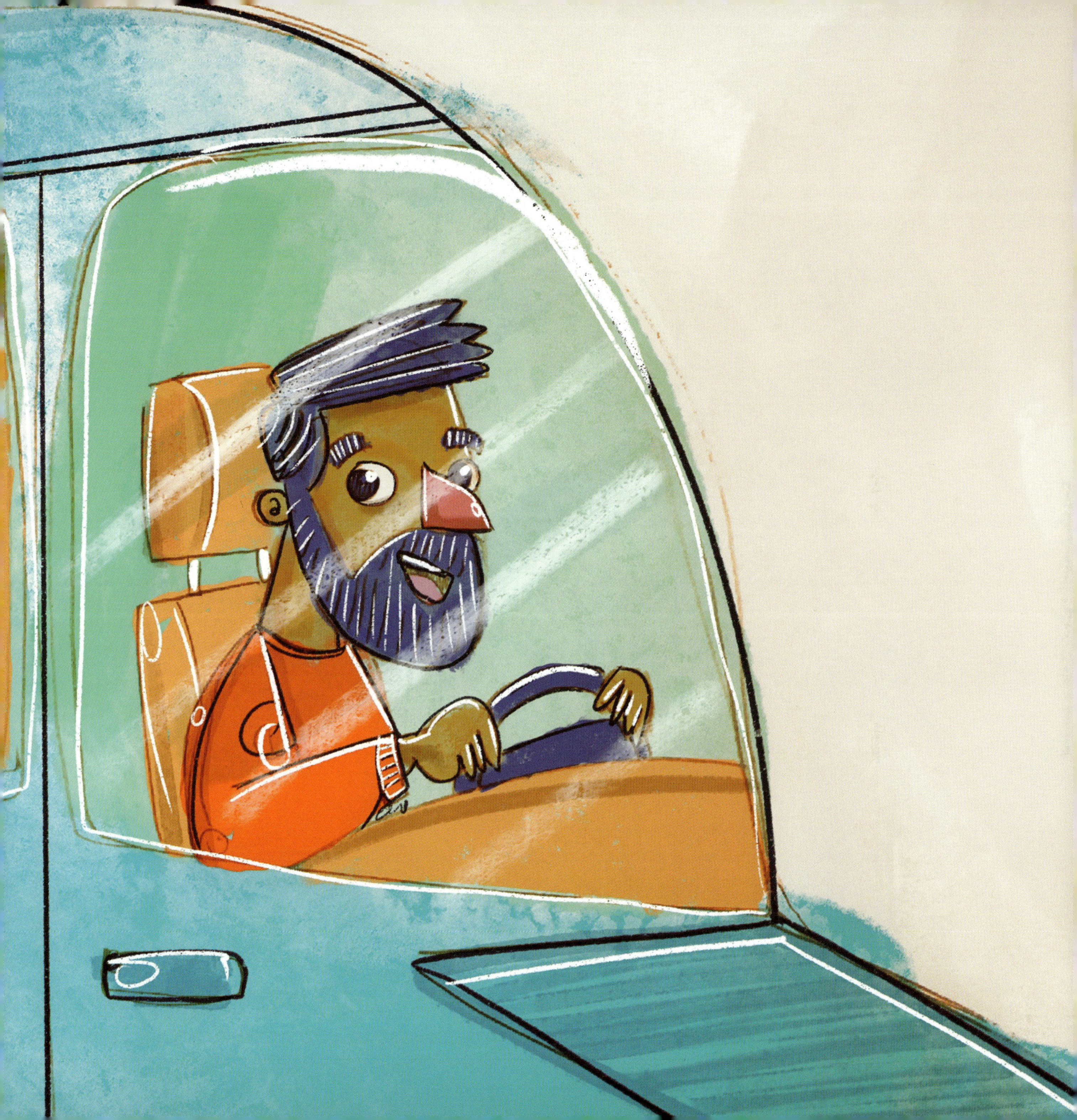

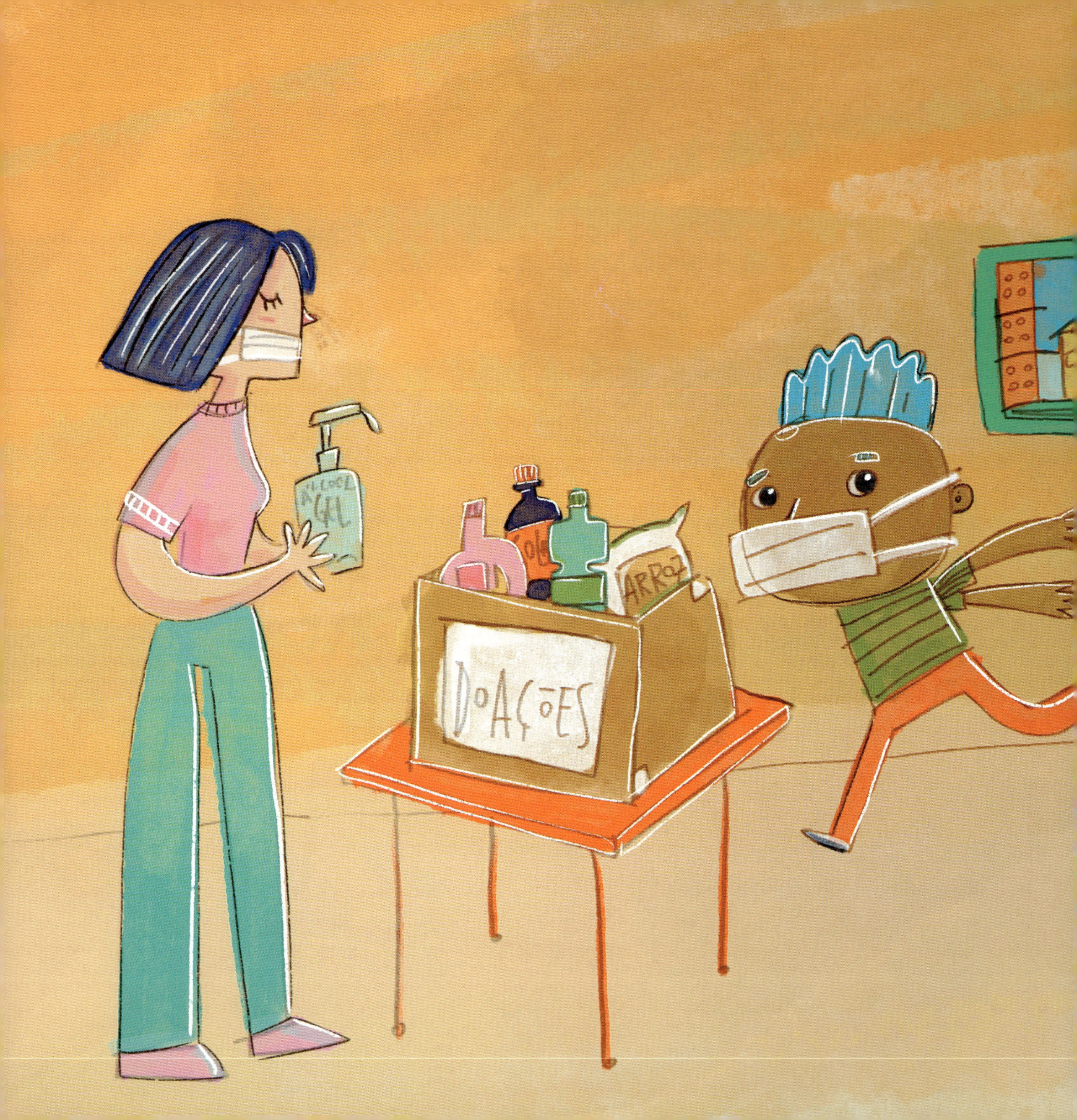
ÁLCOOL GEL
ÓLEO
ARROZ
DOAÇÕES

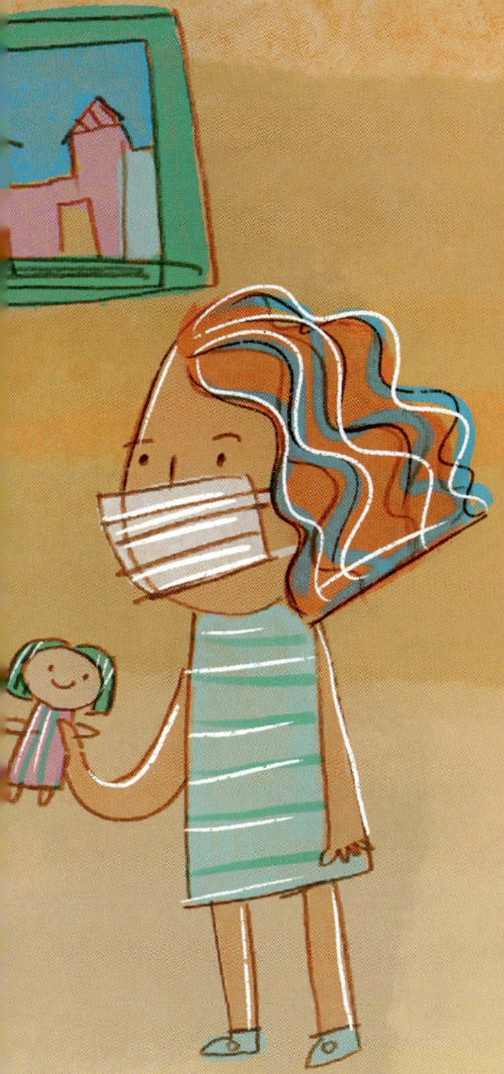

***— É QUE PENSE FILHO, NÓS VAMOS LÁ DE VEZ EM QUANDO..., PORÉM ELES PRECISAM DE ALIMENTOS, ROUPAS, MATERIAIS DE HIGIENE, LIMPEZA TODOS OS DIAS... IMAGINA NESSA ÉPOCA DE COVID-19 ONDE FALTAM MASCARAS E ÁLCOOL GEL, SÃO CENTENAS DE CRIANÇAS QUE A TIA EDI AJUDA A CUIDAR E ALFABETIZAR.***

*— IT'S JUST... SEE, MY SON: WE GO THERE FROM TIME TO TIME, BUT THEY NEED FOOD, CLOTHES, HYGIENE AND CLEANING MATERIALS EVERY DAY! IMAGINE THEN IN THIS TIME OF COVID-19, WHEN MASKS AND ALCOHOL GEL ARE MISSING! AUNT EDI CARES OF AND TEACHES HUNDREDS OF CHILDREN...*

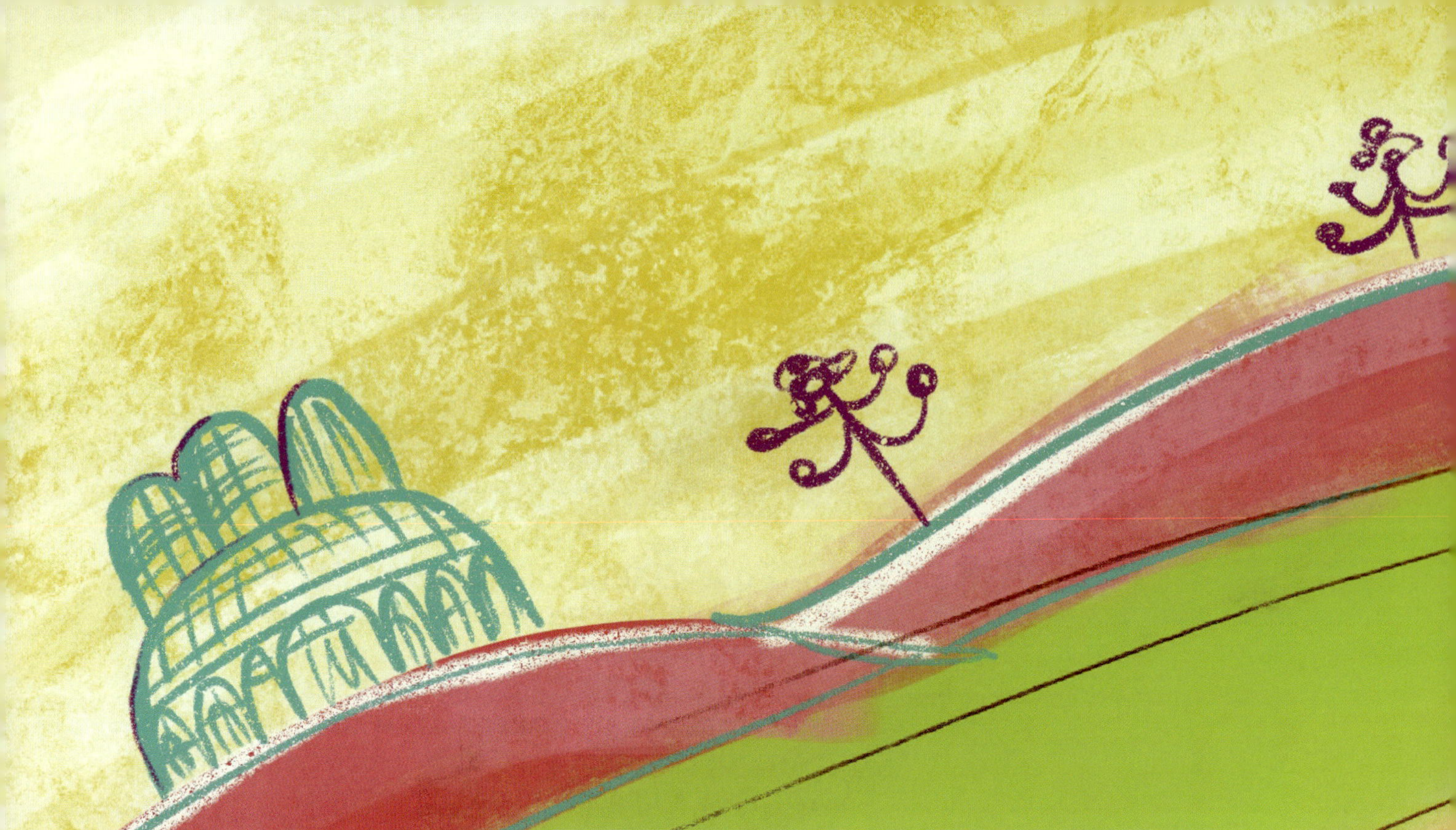

***— E SE A GENTE FOSSE TODOS OS DIAS?***

***— É... TALVEZ ISSO FOSSE O IDEAL FILHO...***

**—MAS SE ELES SÃO NOSSOS AMIGOS, NÃO PODEMOS ABANDONÁ-LOS, POIS AMIGOS CUIDAM UM DOS OUTROS... VOCÊ QUE ME ENSINOU.**

*— WHAT ABOUT GOING THERE EVERY DAY?*

*— YEAH, MAYBE THAT WAS THE IDEAL, SON...*

*— BUT IF THEY ARE OUR FRIENDS, WE CANNOT ABANDON THEM, BECAUSE FRIENDS TAKE CARE OF EACH OTHER... YOU TAUGHT ME THAT.*

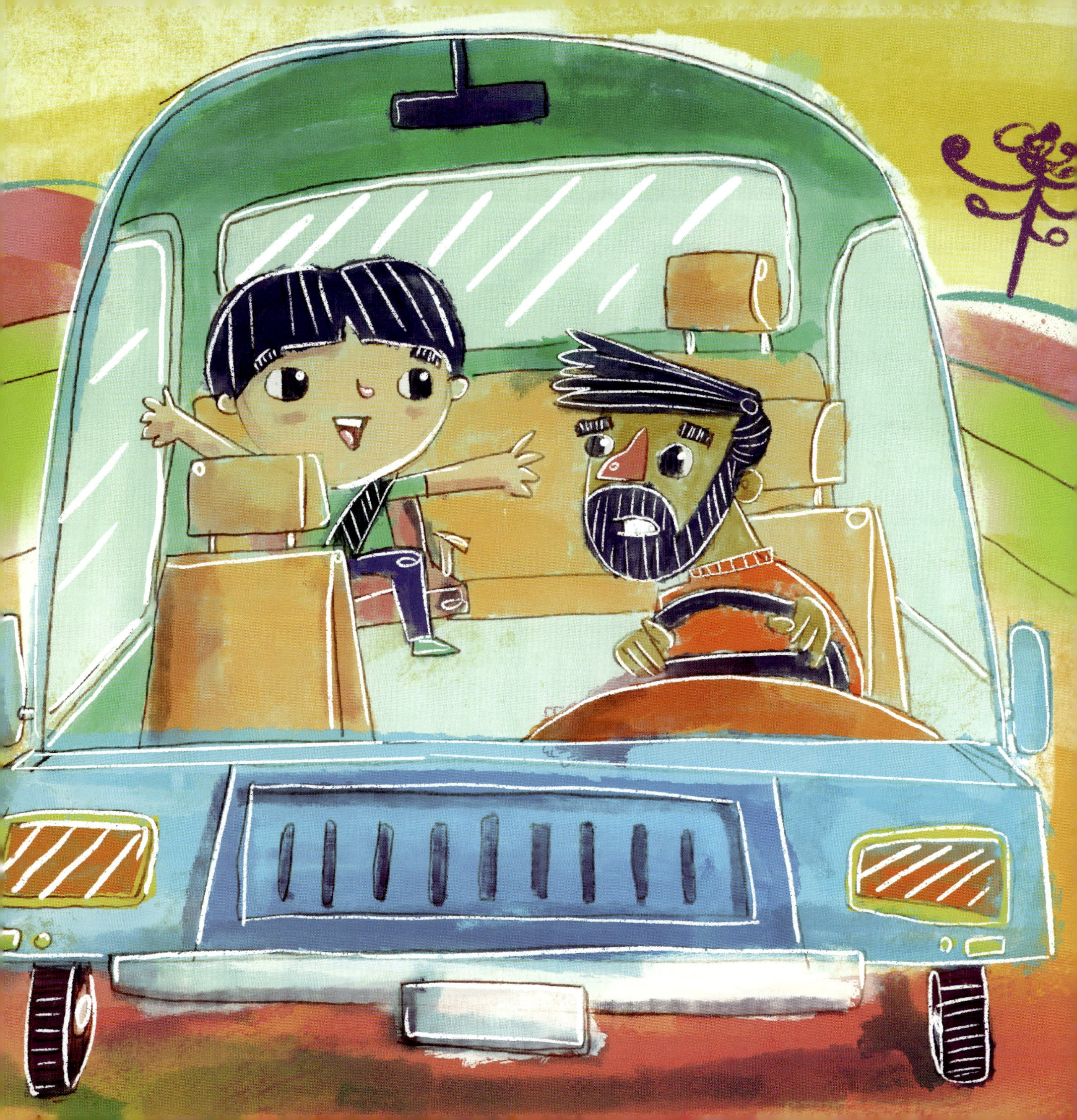

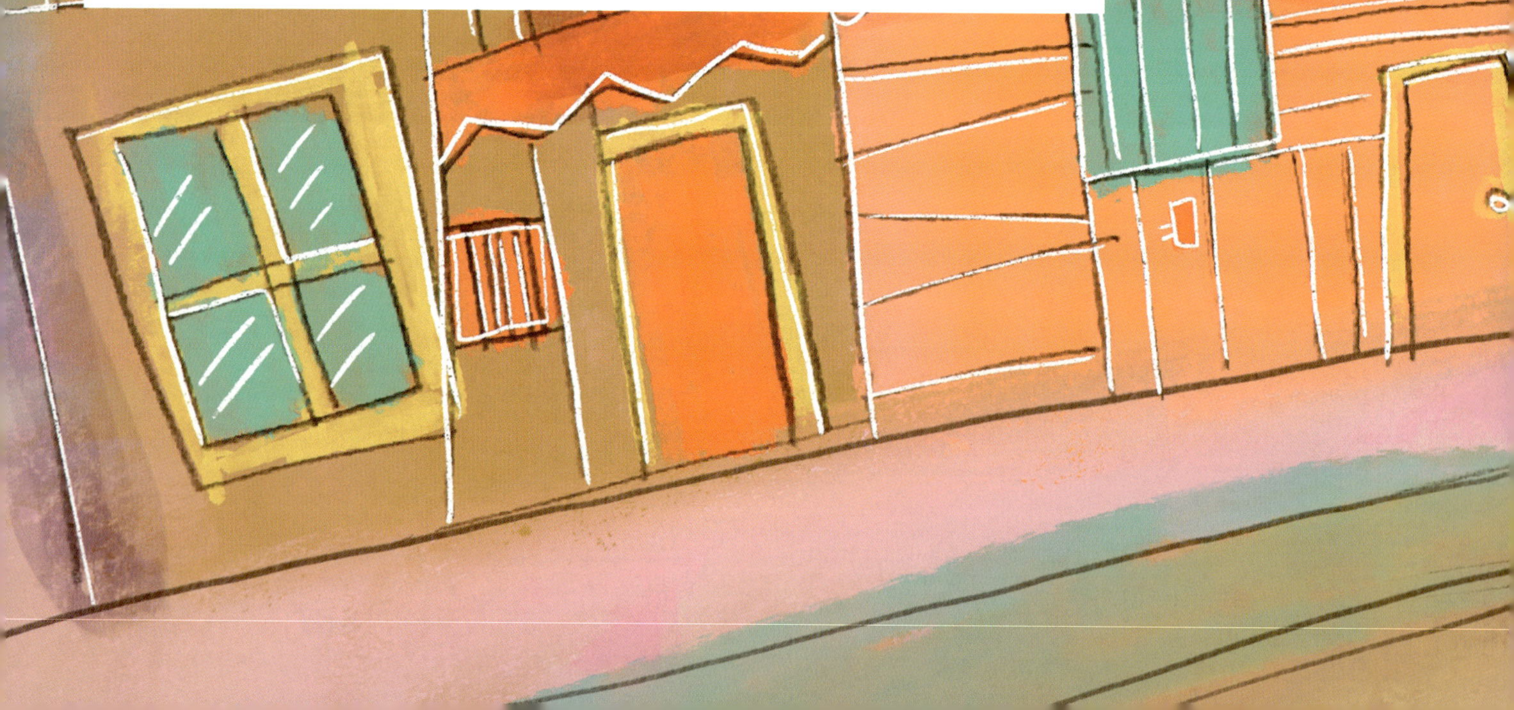

**— SIM, MEU AMOR..., MAS É MAIS COMPLEXO DO QUE PARECE.**

**— ENTÃO ME EXPLICA LOGO NÉ PAPAI!**

**— UM DIA DE FOME, É MUITA COISA, VOCÊ NÃO FAZ IDEIA...**

**— ECCA, NÃO SEI MESMO, SÓ DE PENSAR MINHA BARRIGUINHA DÓI!**

*— YES, MY LOVE... BUT IT'S MORE COMPLEX THAN IT LOOKS.*

*— THEN EXPLAIN IT TO ME, DADDY!*

*— A DAY IN HUNGER IS TOO HARSH; YOU HAVE NO IDEA...*

*— EW, I REALLY DON'T KNOW! JUST BY THINKING ABOUT IT, MY TUMMY HURTS!*

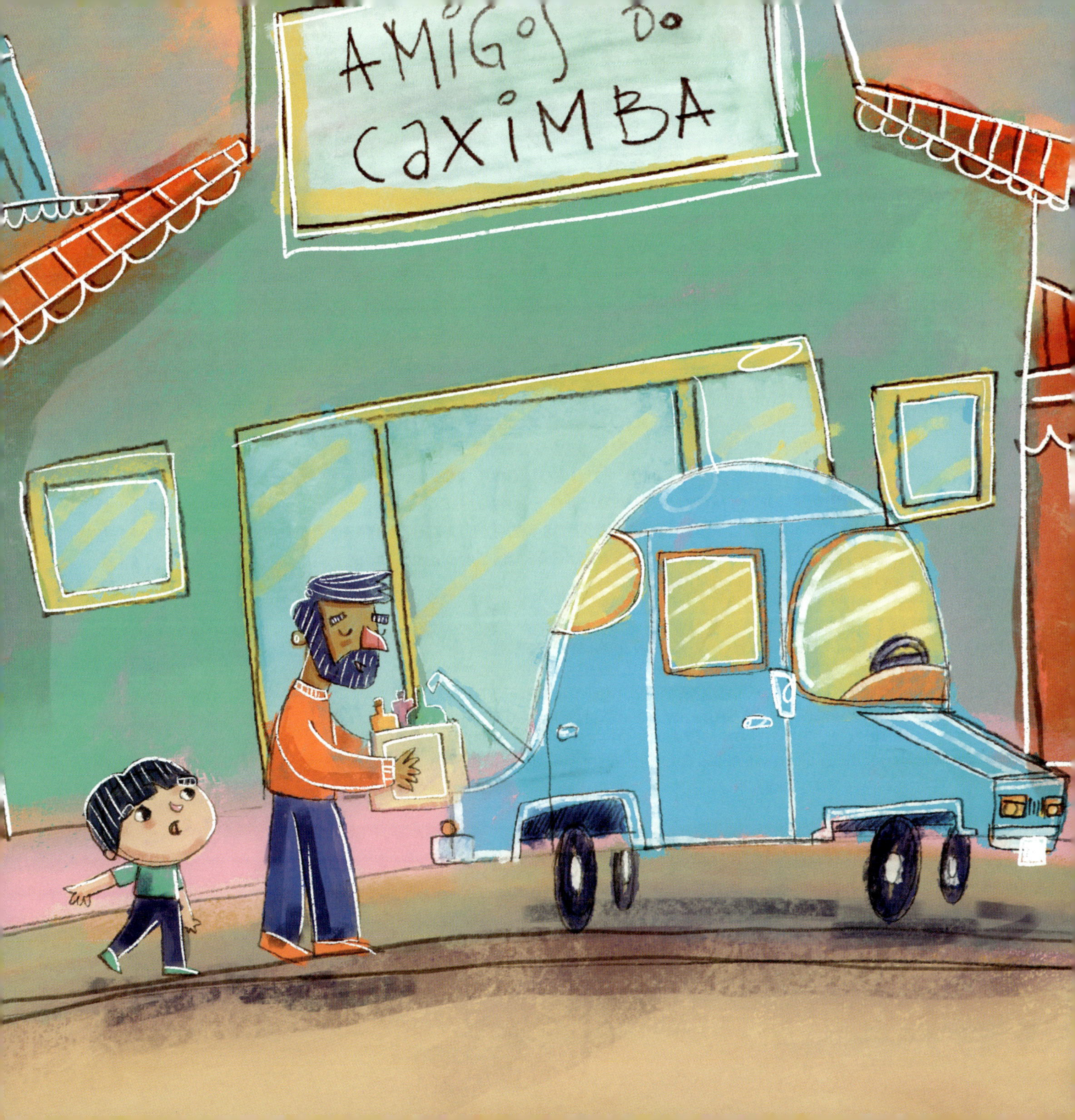
AMIGOS DO
CAXIMBA

***— EXISTE UM OUTRO ECA AQUI NO BRASIL QUE NÃO É ESSE QUE FALOU... UMA LEI QUE PROTEGE TODAS AS CRIANÇAS E ADOLESCENTES, SEM DISCRIMINAÇÃO DE SITUAÇÃO FAMILIAR, IDADE, SEXO, RAÇA, ETNIA OU COR, RELIGIÃO OU CRENÇA, DEFICIÊNCIA, CONDIÇÃO ECONÔMICA, AMBIENTE SOCIAL, REGIÃO E LOCAL DE MORADIA OU OUTRA CONDIÇÃO QUE DIFERENCIE AS PESSOAS, AS FAMÍLIAS OU A COMUNIDADE EM QUE VIVEM.***

*— IN FACT, THERE IS A LAW HERE IN BRAZIL, THE STATUTE OF CHILDREN AND ADOLESCENTS, THAT PROTECTS ALL CHILDREN AND ADOLESCENTS WITHOUT DISCRIMINATION OF FAMILY STATUS, AGE, SEX, RACE, ETHNICITY OR COLOR, RELIGION OR BELIEF, DISABILITY, ECONOMIC CONDITION, SOCIAL ENVIRONMENT, REGION AND PLACE OF RESIDENCE, OR OTHER CONDITIONS THAT DIFFERENTIATE PEOPLE, FAMILIES OR THE COMMUNITY THEY LIVE IN.*

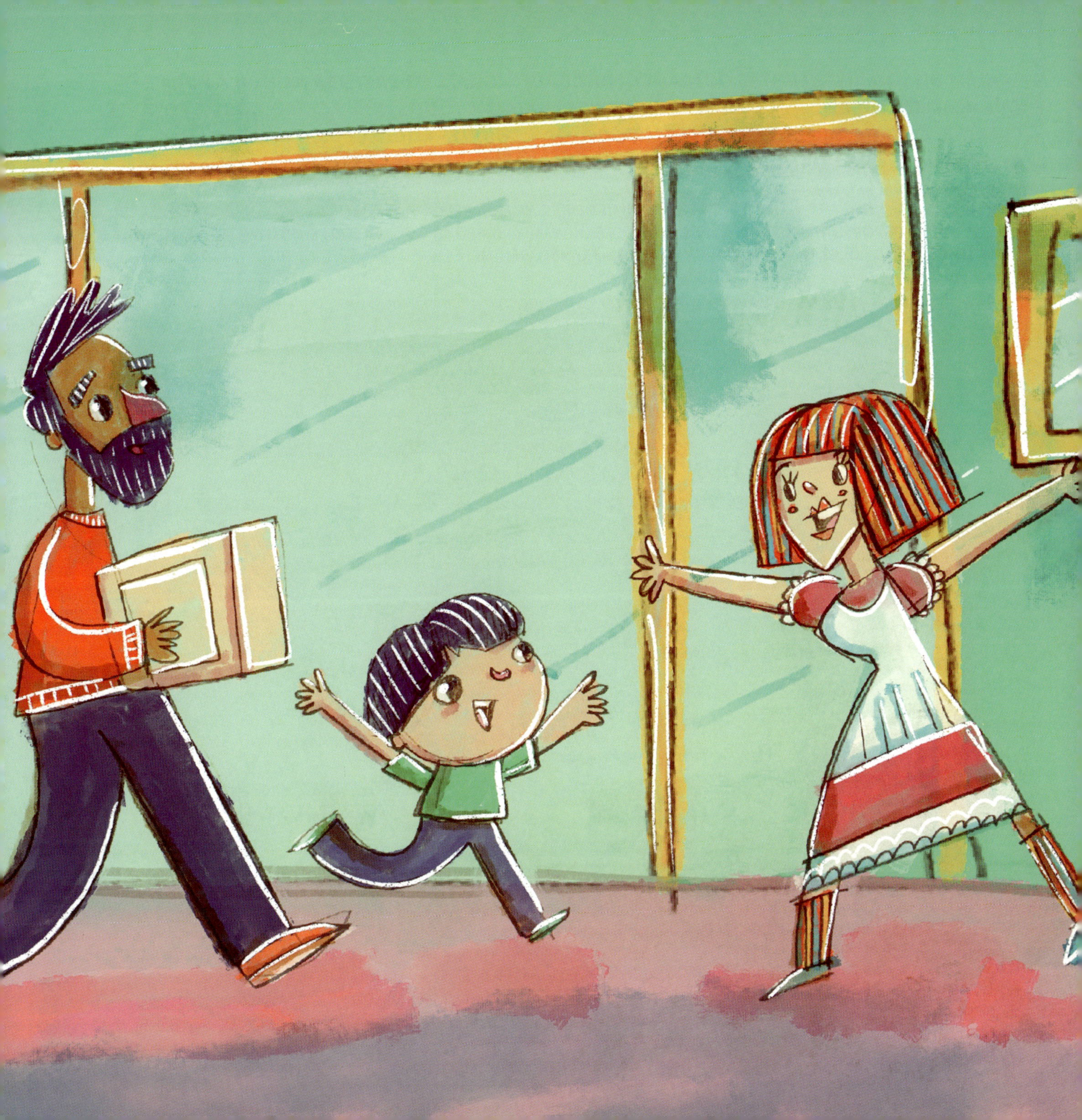

**— ALÉM DISSO, EXISTE MUITAS OUTRAS COMUNIDADES IGUAIS AO CAXIMBA MUNDO A FORA E O QUE REALMENTE PRECISAM É DE OPORTUNIDADES IGUAIS A TODOS NÓS, ACESSO A ÁGUA POTÁVEL, ENERGIA, COMIDA, ACESSO CRÉDITO, EMPREGO, INSTITUIÇÕES EFICAZES E A UMA EDUCAÇÃO RESPONSÁVEL E DE QUALIDADE, QUE POSSA TRANSFORMAR SUAS VIDAS.**

*— BESIDES THAT, THERE ARE MANY OTHER COMMUNITIES LIKE CAXIMBA AROUND THE WORLD, AND WHAT THEY REALLY NEED IS EQUAL OPPORTUNITIES FOR ALL, ACCESS TO CLEAN WATER, ENERGY, FOOD, CREDIT, EMPLOYMENT, EFFECTIVE INSTITUTIONS, AND EDUCATION OF QUALITY THAT CAN TRANSFORM THEIR LIVES.*

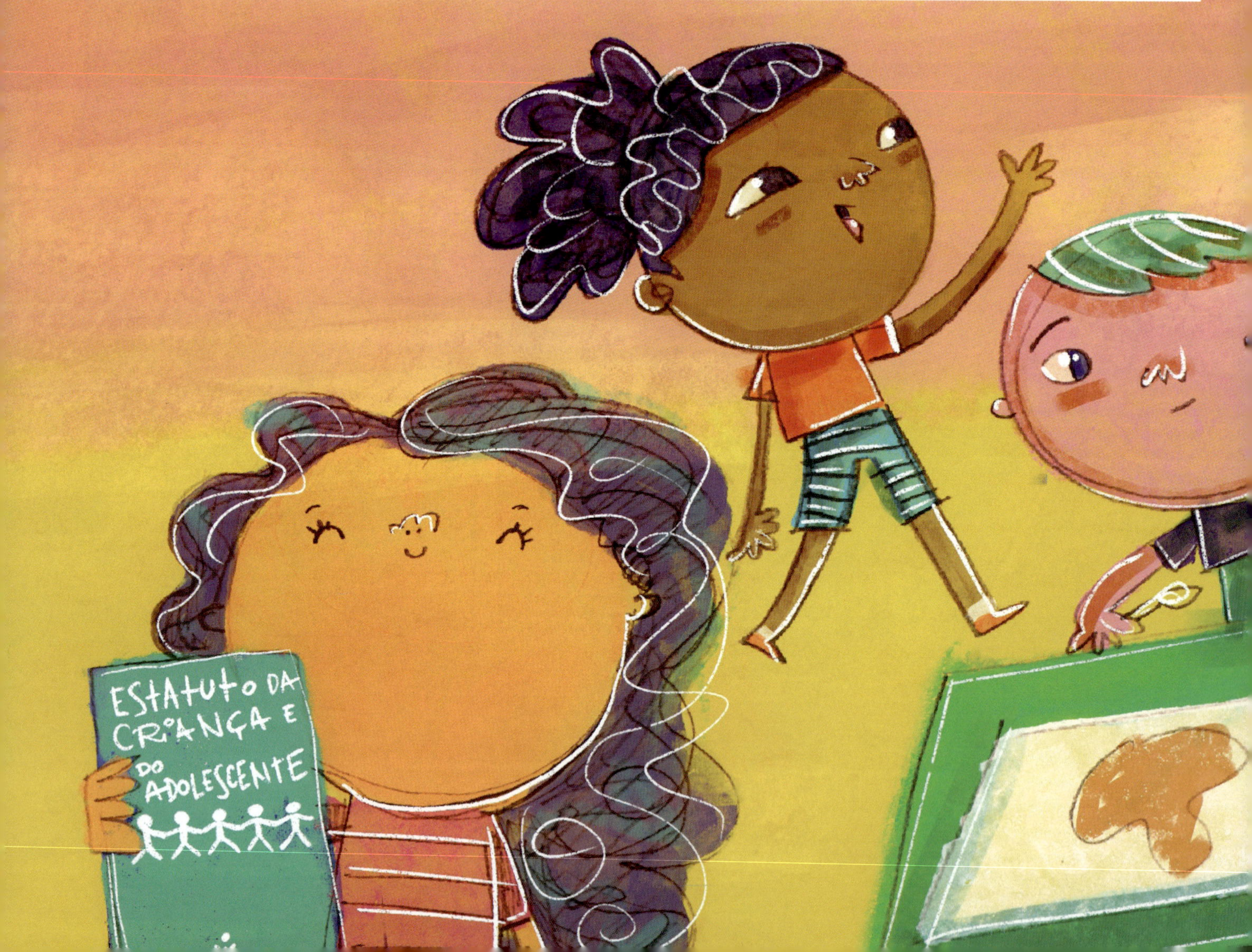

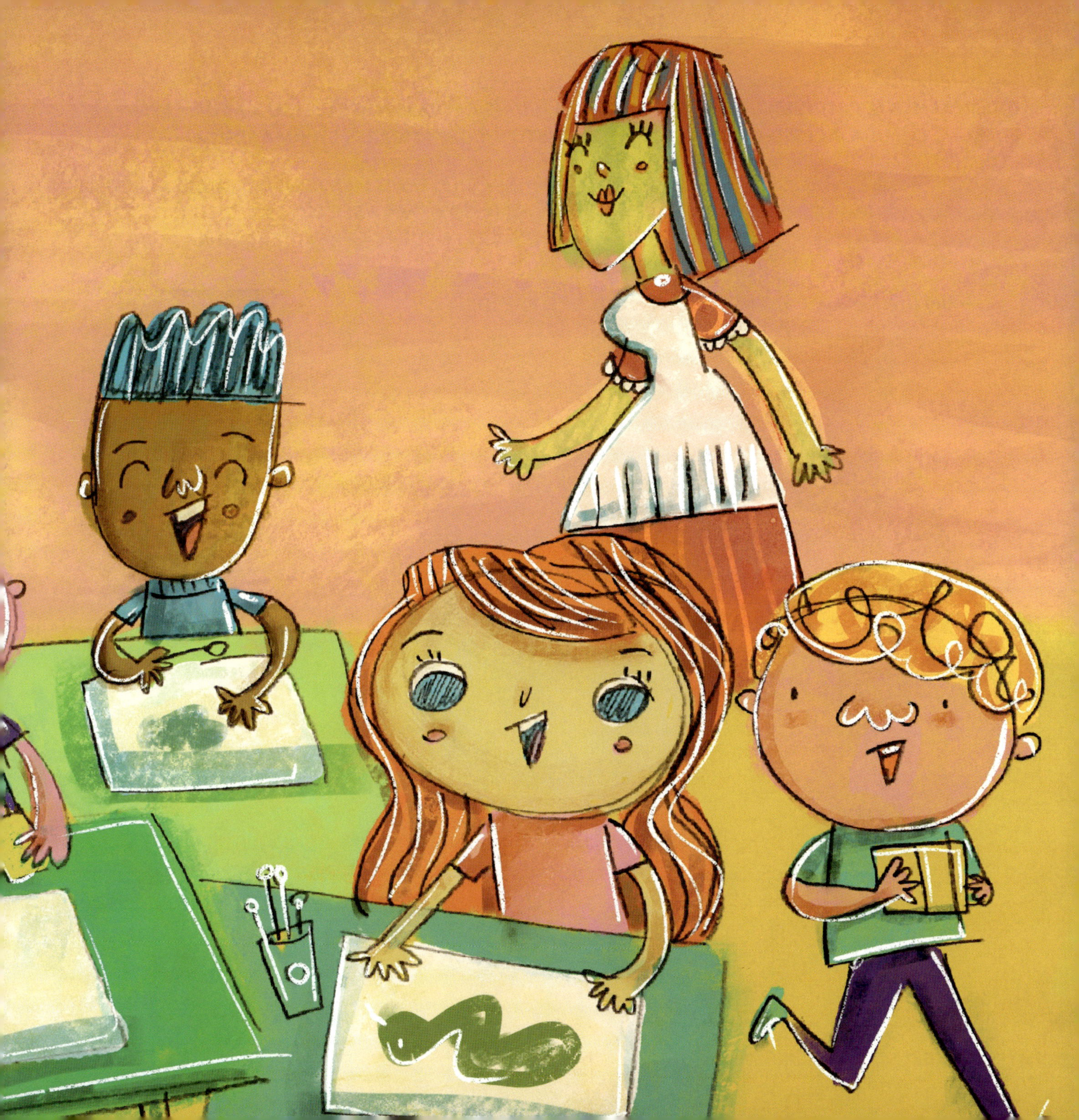

— IGUAL TINHA NO NOSSO OUTRO LIVRO QUE FALAVA SOBRE OS ODS PAPAI?

— SIM, EXATAMENTE MEU GRANDE AMIGO... (RISOS). PARA SER MAIS PRECISO O ODS 1, QUE TRATA SOBRE A ERRADICAÇÃO DA POBREZA.

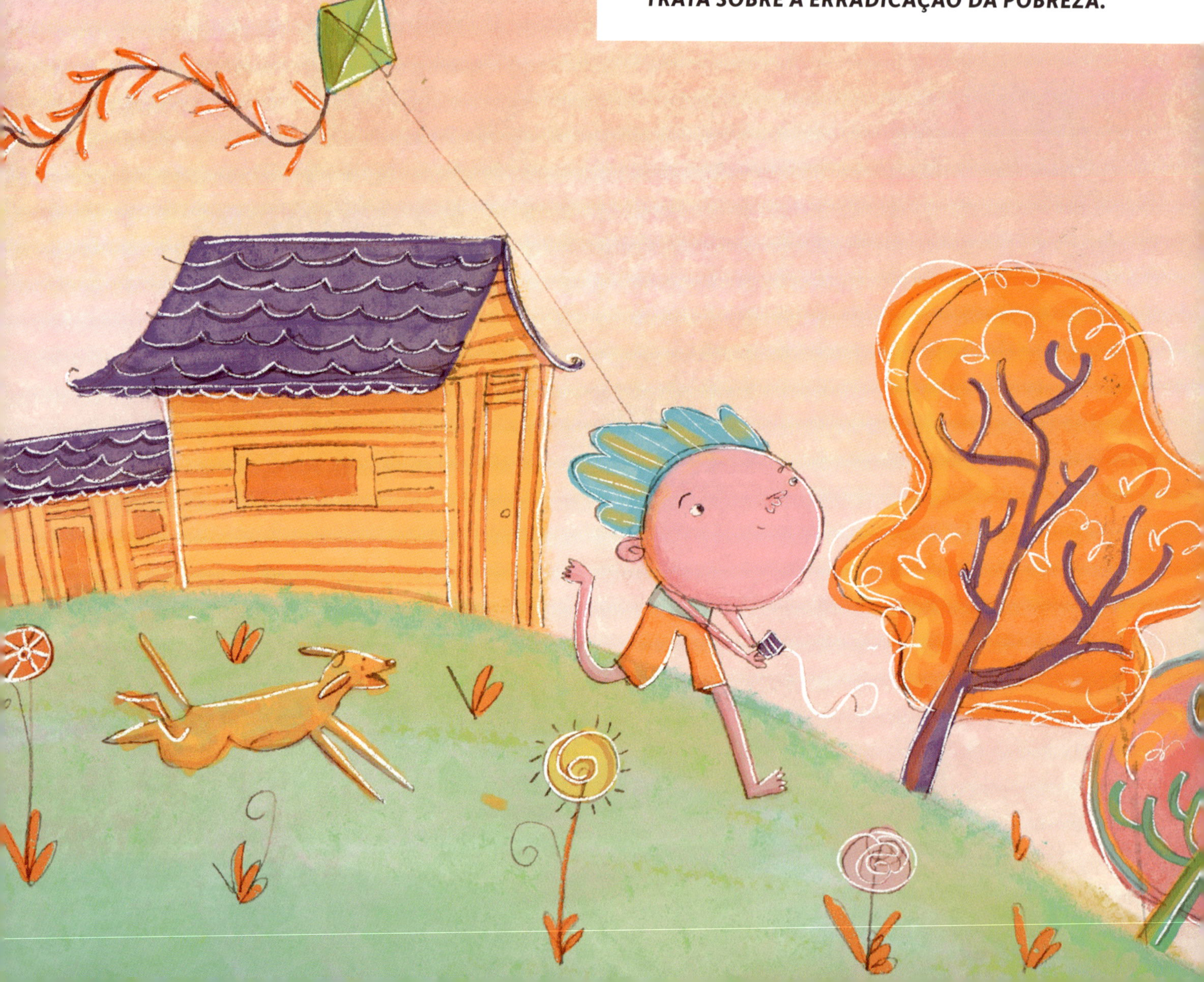

– LIKE IN OUR OTHER BOOK THAT TALKED ABOUT THE DGS, DADDY?

– YES, EXACTLY, MY GREAT FRIEND... (LOL). TO BE MORE PRECISE, THE SDG 1, WHICH DEALS WITH THE ERADICATION OF POVERTY.

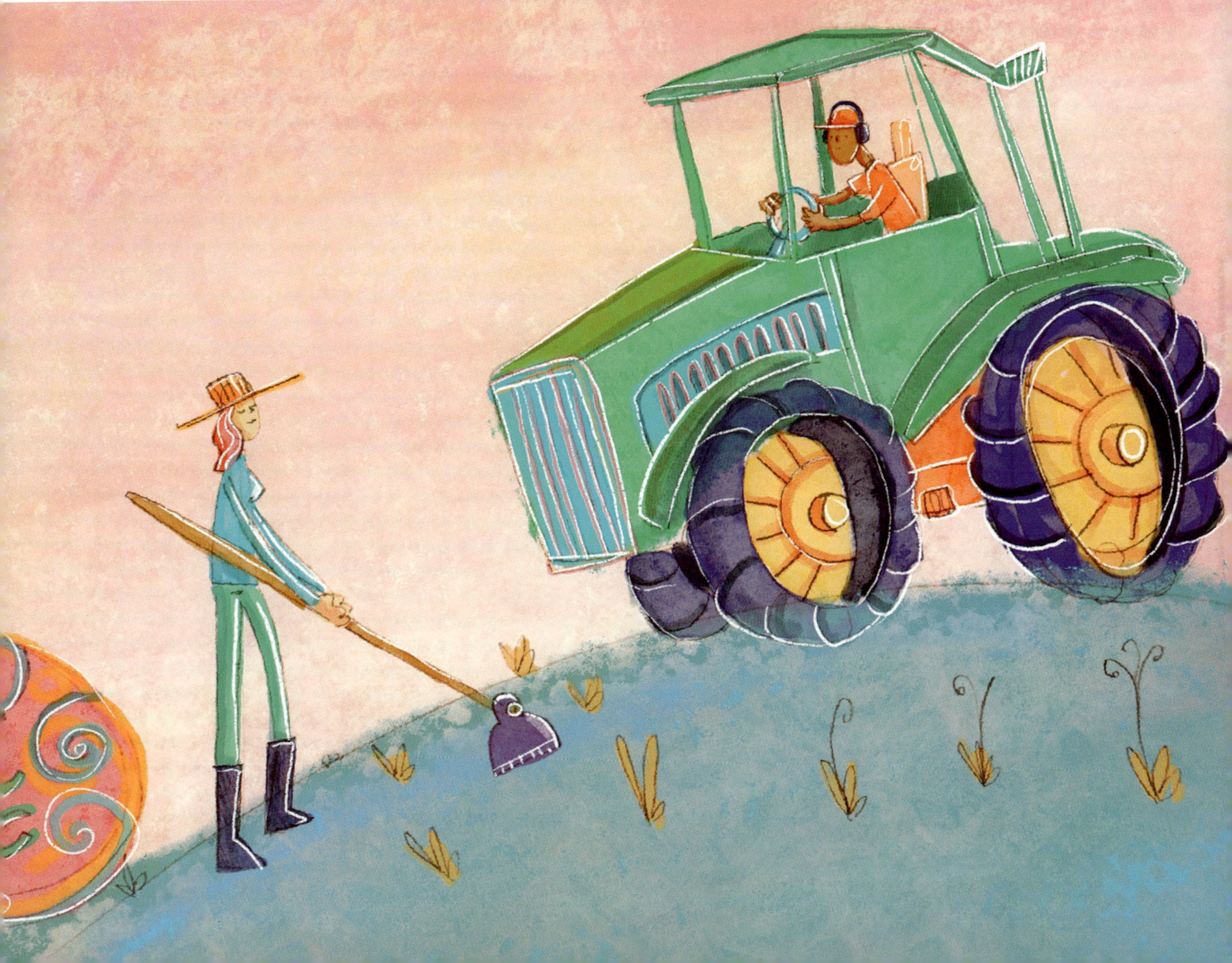

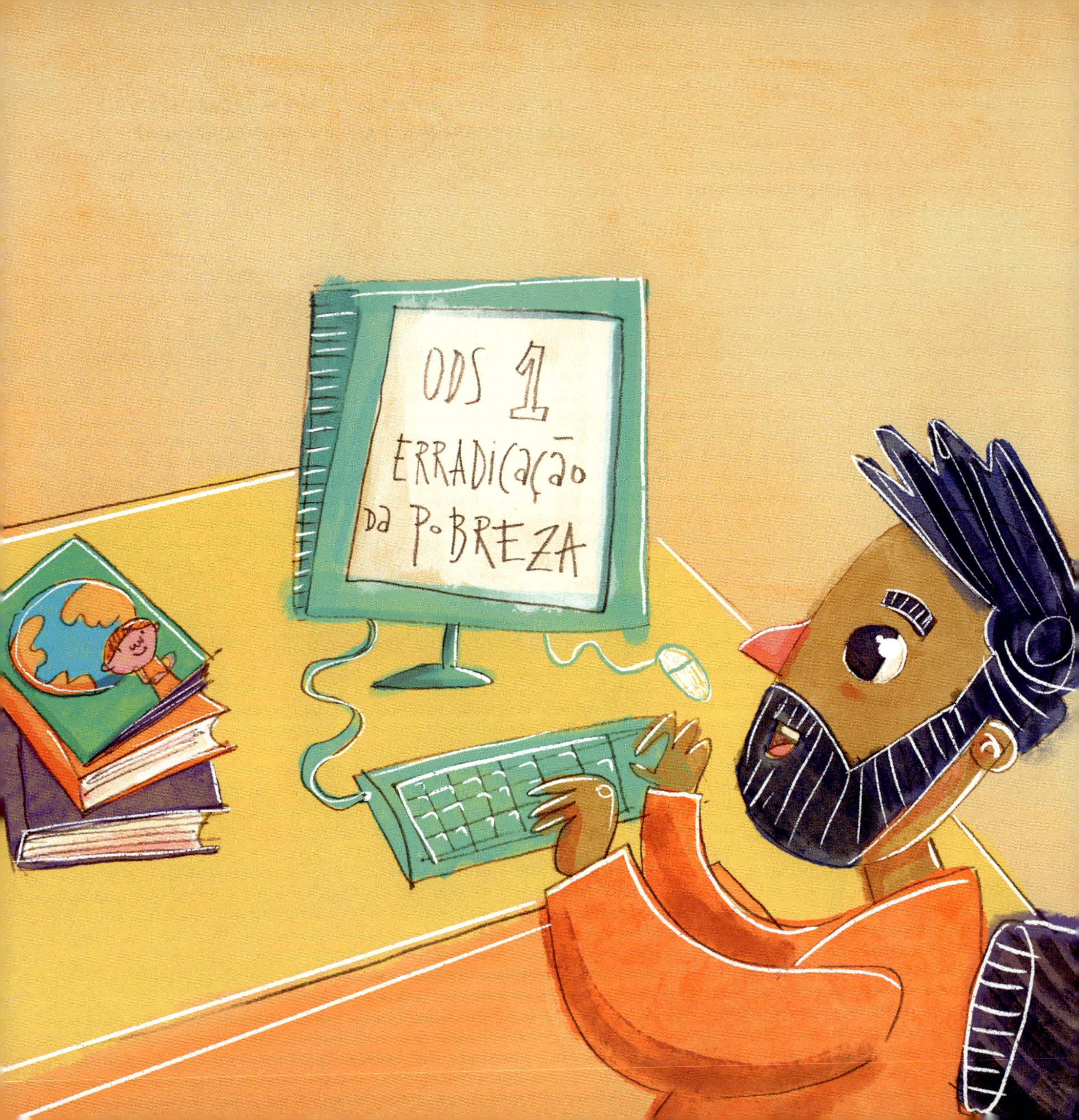
ODS 1
ERRADICAÇÃO
DA POBREZA

**— ENTÃO POR QUE A GENTE NÃO ESCREVE UM LIVRO TAMBÉM SOBRE ISSO PAPAI? VAMOS CONTINUAR SONHANDO COM UM MUNDO MELHOR. ASSIM PODERÍAMOS AJUDAR AO CAXIMBA E TODAS AS COMUNIDADES CARENTES!!**

*— SO WHY DON'T WE WRITE A BOOK ABOUT IT TOO, DADDY? WE WILL CONTINUE TO DREAM OF A BETTER WORLD, SO THAT WE CAN HELP CAXIMBA AND ALL THE NEEDY COMMUNITIES!*

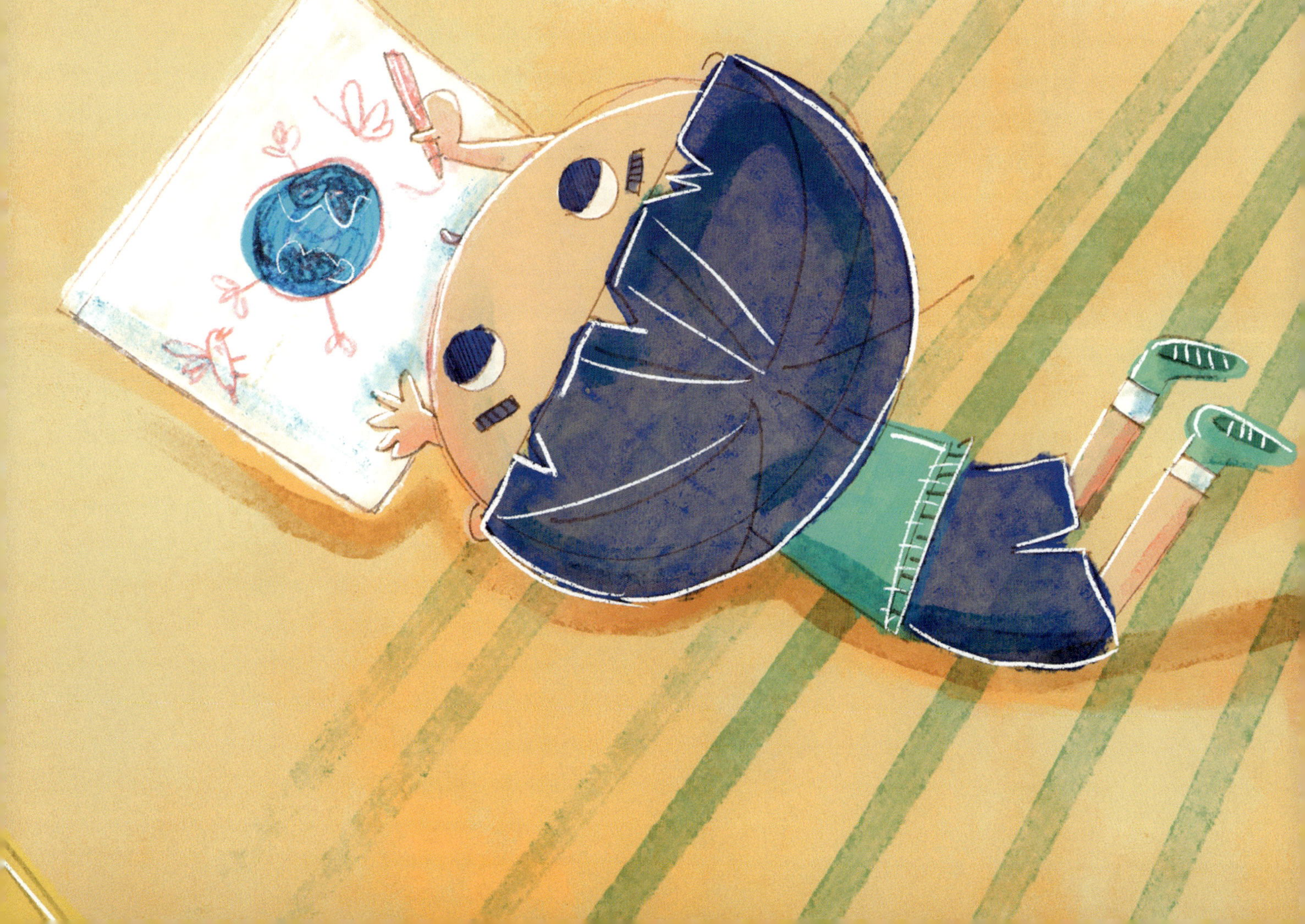

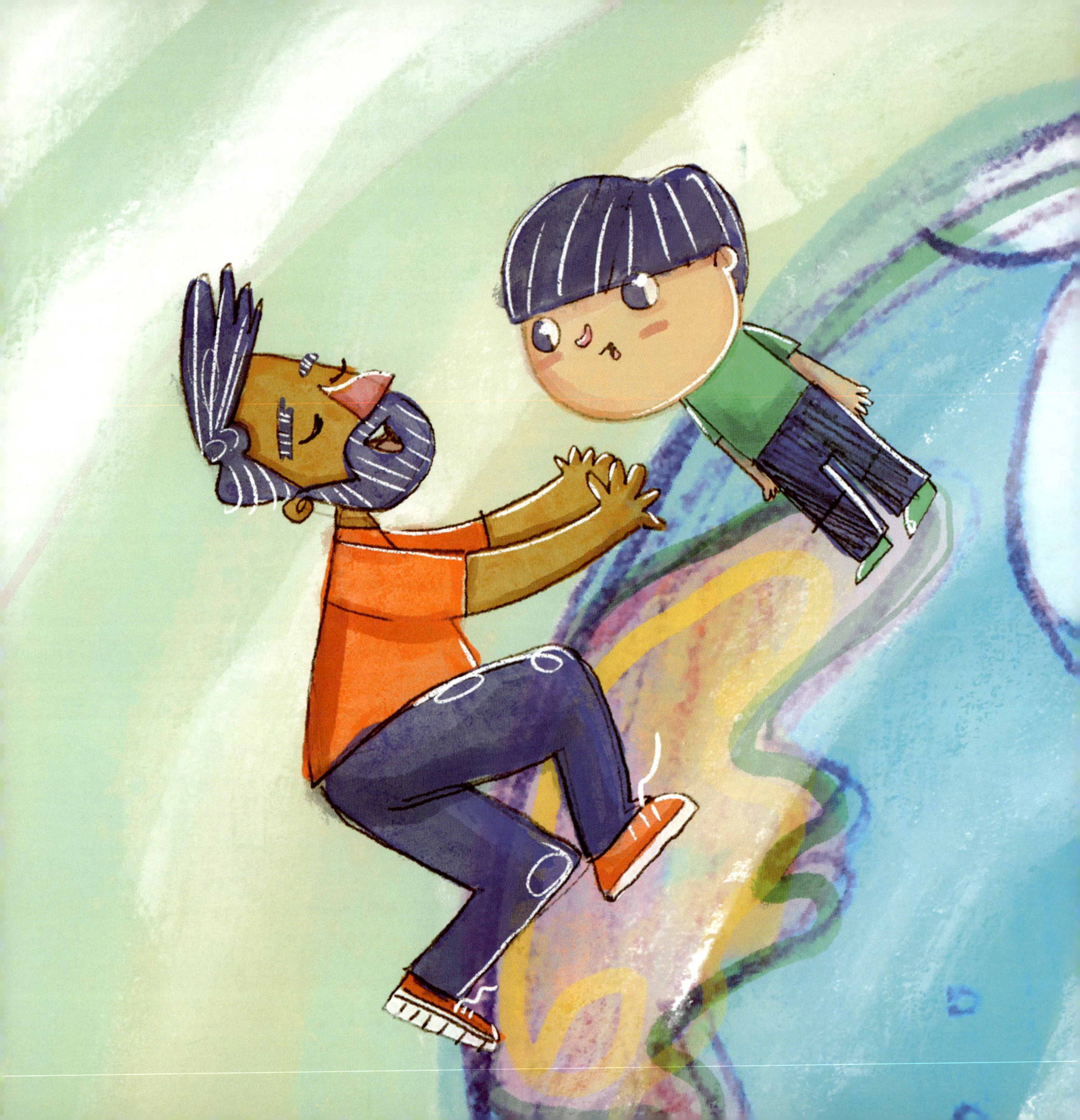

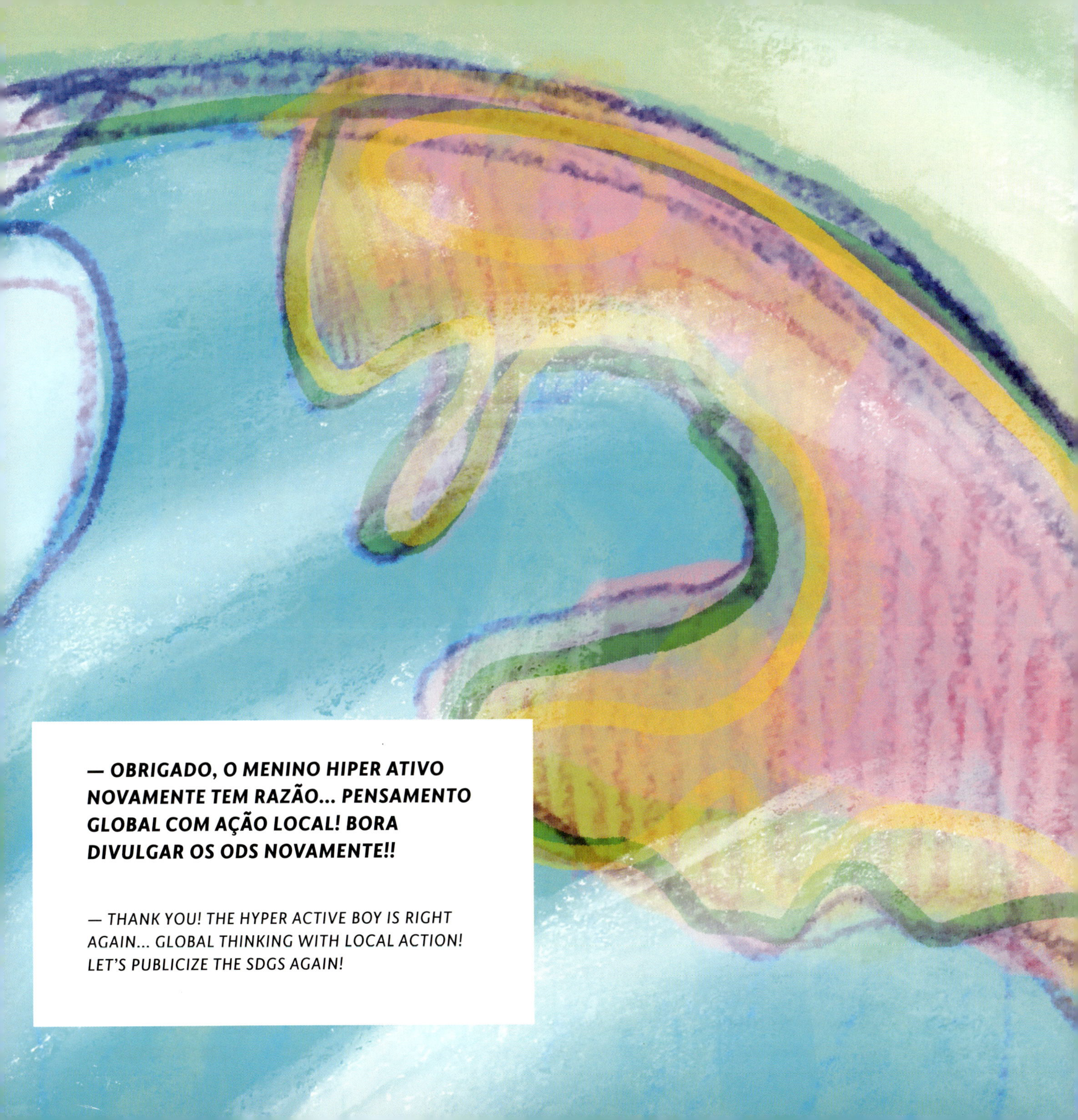

**— OBRIGADO, O MENINO HIPER ATIVO NOVAMENTE TEM RAZÃO... PENSAMENTO GLOBAL COM AÇÃO LOCAL! BORA DIVULGAR OS ODS NOVAMENTE!!**

*— THANK YOU! THE HYPER ACTIVE BOY IS RIGHT AGAIN... GLOBAL THINKING WITH LOCAL ACTION! LET'S PUBLICIZE THE SDGS AGAIN!*

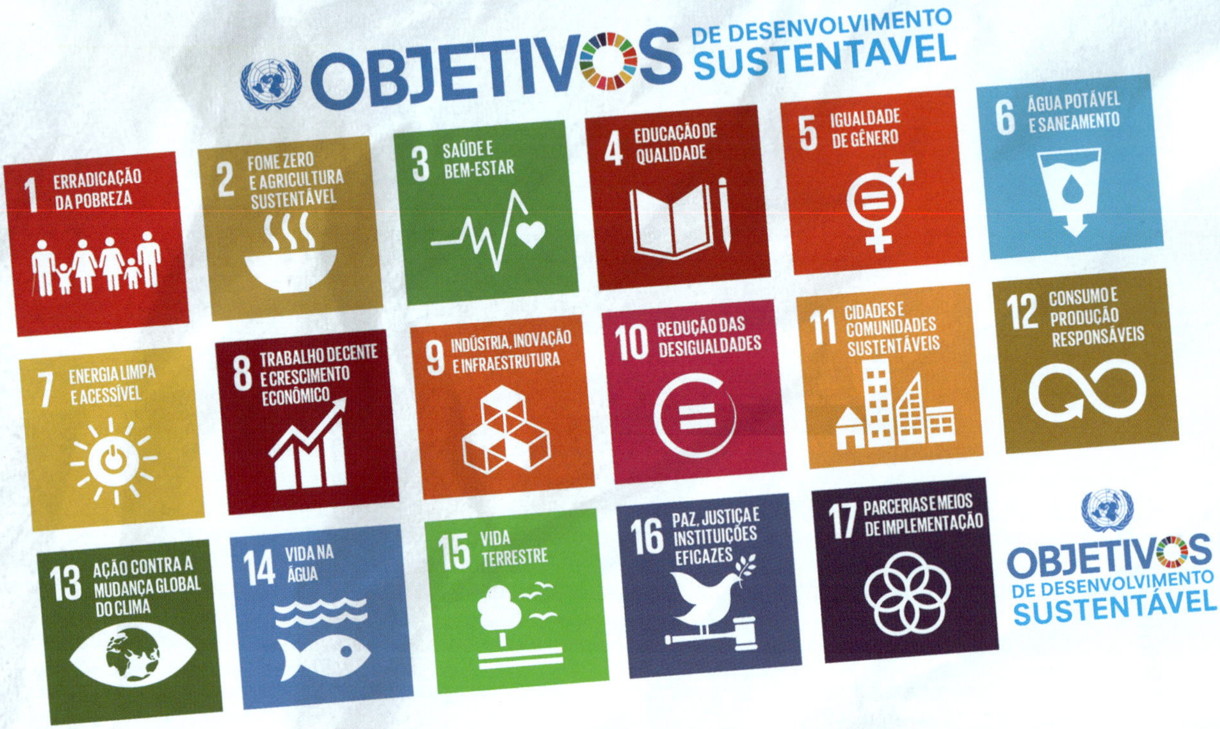
OBJETIVOS DE DESENVOLVIMENTO SUSTENTAVEL
1 ERRADICAÇÃO DA POBREZA
2 FOME ZERO E AGRICULTURA SUSTENTÁVEL
3 SAÚDE E BEM-ESTAR
4 EDUCAÇÃO DE QUALIDADE
5 IGUALDADE DE GÊNERO
6 ÁGUA POTÁVEL E SANEAMENTO
7 ENERGIA LIMPA E ACESSÍVEL
8 TRABALHO DECENTE E CRESCIMENTO ECONÔMICO
9 INDÚSTRIA, INOVAÇÃO E INFRAESTRUTURA
10 REDUÇÃO DAS DESIGUALDADES
11 CIDADES E COMUNIDADES SUSTENTÁVEIS
12 CONSUMO E PRODUÇÃO RESPONSÁVEIS
13 AÇÃO CONTRA A MUDANÇA GLOBAL DO CLIMA
14 VIDA NA ÁGUA
15 VIDA TERRESTRE
16 PAZ, JUSTIÇA E INSTITUIÇÕES EFICAZES
17 PARCERIAS E MEIOS DE IMPLEMENTAÇÃO
OBJETIVOS DE DESENVOLVIMENTO SUSTENTÁVEL

**AMIGOS DA CAXIMBA**
**RUA FRANCISCA BERALDE PAOLINI, 800**
**BAIRRO CAXIMBA, CURITIBA-PR**
**FONE (41) 99772-9081**
**COORDENADORA TIA EDI – EDILAINE LIMA**
**(PERSONALIDADE NO ANO RIC TV 2019)**

DISQUE DIREITOS HUMANOS 100

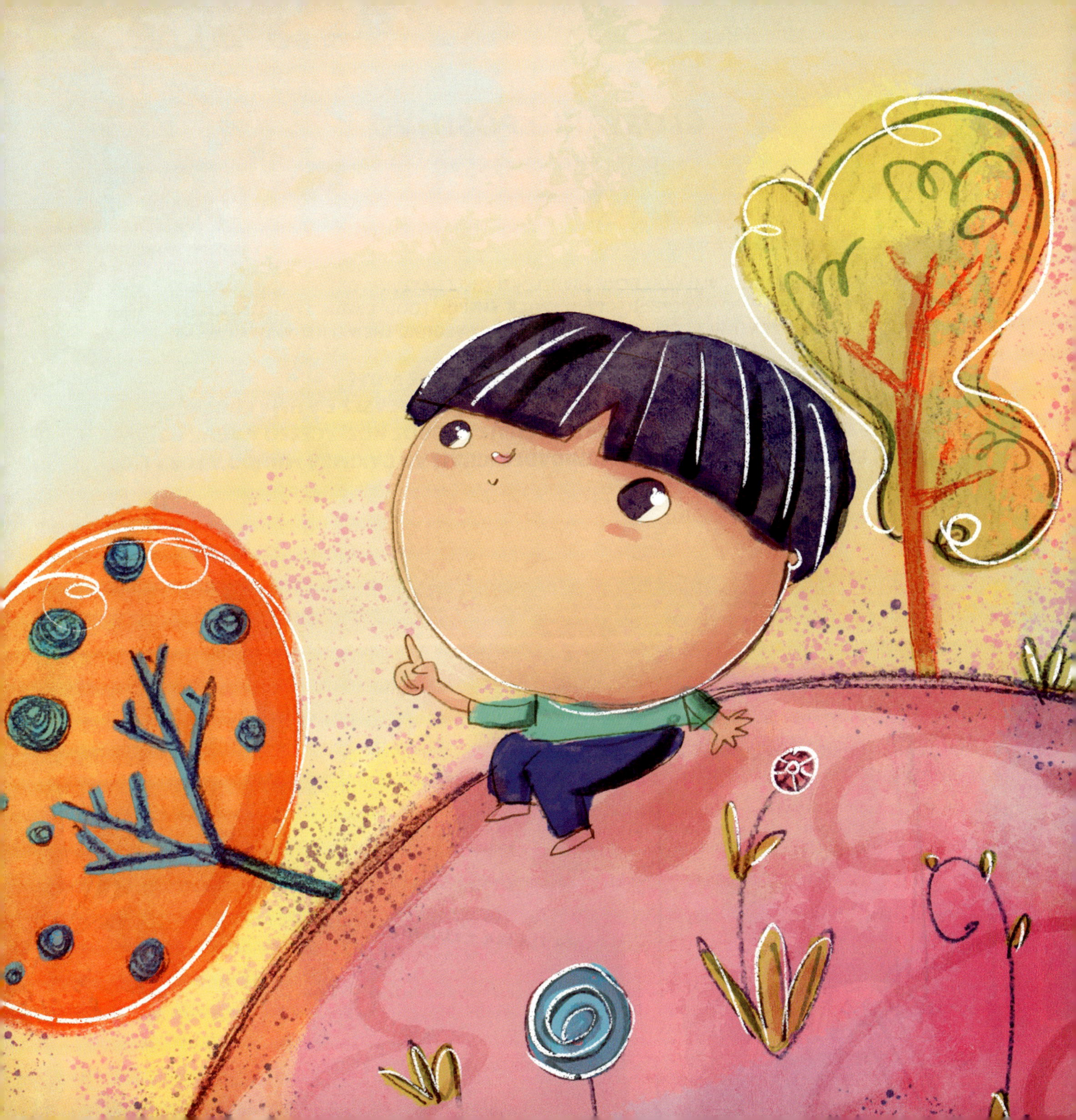

# GLOSSÁRIO POSITIVO

## POSITIVE GLOSSARY

ÁGUA POTÁVEL: ÁGUA DE QUALIDADE SUFICIENTE PARA CONSUMO HUMANO, TANTO PARA SE BEBER COMO PARA PREPARAR ALIMENTOS.

CIDADÃO: PESSOA NO GOZO DE SEUS DIREITOS POLÍTICOS E CIVIS; INDIVÍDUO QUE É MEMBRO DE UM ESTADO E TEM PERANTE ESTE A MESMA CONDIÇÃO QUE A MAIORIA DO POVO: DEVER DE OBEDIÊNCIA ÀS LEIS E AO GOVERNO E DIREITO A PROTEÇÃO.

DIREITOS HUMANOS: DIREITOS BÁSICOS DE TODOS OS SERES HUMANOS. SÃO DIREITOS CIVIS E POLÍTICOS; DIREITOS ECONÔMICOS, SOCIAIS E CULTURAIS; DIREITOS DIFUSOS E COLETIVOS.

ECA: ESTATUTO DA CRIANÇA E DO ADOLESCENTE É O CONJUNTO DE NORMAS DO ORDENAMENTO JURÍDICO BRASILEIRO QUE TEM COMO OBJETIVO A PROTEÇÃO INTEGRAL DA CRIANÇA E DO ADOLESCENTE, APLICANDO MEDIDAS E EXPEDINDO ENCAMINHAMENTOS PARA O JUIZ. É O MARCO LEGAL E REGULATÓRIO DOS DIREITOS HUMANOS DE CRIANÇAS E ADOLESCENTES.

ÉTICA: CONJUNTO DE PRINCÍPIOS, NORMAS E REGRAS QUE DEVEM SER SEGUIDOS PARA QUE SE ESTABELEÇA UM COMPORTAMENTO MORAL EXEMPLAR.

INSTITUIÇÕES EFICAZES: INSTITUIÇÕES QUE CHANCELAM, DE FATO, O FORTALECIMENTO DO DESENVOLVIMENTO GLOBAL, DO ESTADO DE DIREITO E DA PROMOÇÃO DOS DIREITOS HUMANOS.

ODS: ABREVIAÇÃO DE "OBJETIVOS DE DESENVOLVIMENTO SUSTENTÁVEL". REFERE-SE A UMA AGENDA DE COMPROMISSOS SUGERIDA PELA ONU PARA O DESENVOLVIMENTO SUSTENTÁVEL MUNDIAL, COMPOSTA POR 17 OBJETIVOS E 169 METAS, QUE DEVEM SER ATINGIDAS ATÉ 2030.

POLÍTICA: ARTE E CIÊNCIA DA ORGANIZAÇÃO E ADMINISTRAÇÃO DE UM ESTADO, UMA SOCIEDADE, UMA INSTITUIÇÃO ETC. O CONJUNTO DE FATOS, PROCESSOS, CONCEITOS, INSTITUIÇÕES ETC. QUE ENVOLVEM E REGEM A SOCIEDADE, O ESTADO E SUAS INSTITUIÇÕES, E O RELACIONAMENTO ENTRE ELES.

PRME ANTIPOBREZA: PRINCÍPIO DAS NAÇÕES UNIDAS PARA EDUCAÇÃO EXECUTIVA RESPONSÁVEL VISANDO ACABAR COM A POBREZA EM TODAS AS SUAS FORMAS, EM TODOS OS LUGARES.

VOTO: CADA UMA DAS OPÇÕES DE QUE SE PODE DISPOR EM QUALQUER PROCESSO ELETIVO.

DRINKING WATER: WATER OF SUFFICIENT QUALITY FOR HUMAN CONSUMPTION, BOTH FOR DRINKING AND PREPARING FOOD.

CITIZEN: AN INHABITANT ENTITLED TO THE RIGHTS AND PRIVILEGES OF A FREEMAN.

HUMAN RIGHTS: THE BASIC RIGHTS AND FREEDOMS THAT BELONG TO EVERY PERSON IN THE WORLD, FROM BIRTH UNTIL DEATH.

STATUTE OF CHILDREN AND ADOLESCENTS: LEGAL AND REGULATORY FRAMEWORK IN BRAZIL FOR THE RIGHTS OF CHILDREN AND ADOLESCENTS.

ETHICS: SET OF PRINCIPLES, NORMS AND RULES THAT ESTABLISH EXEMPLARY MORAL BEHAVIOR.

EFFECTIVE INSTITUTIONS: INSTITUTIONS THAT ACTUALLY SUPPORT THE STRENGTHENING OF GLOBAL DEVELOPMENT, THE RULE OF LAW AND THE PROMOTION OF HUMAN RIGHTS.

SDGS: SHORT FOR "SUSTAINABLE DEVELOPMENT GOALS". IT REFERS TO THE AGENDA OF COMMITMENTS SUGGESTED BY THE UN FOR GLOBAL SUSTAINABLE DEVELOPMENT, COMPOSED OF 17 OBJECTIVES AND 169 GOALS, WHICH MUST BE ACHIEVED BY 2030.

POLITICS: ART AND SCIENCE OF THE ORGANIZATION AND ADMINISTRATION OF A STATE, A SOCIETY, AN INSTITUTION, ETC. THE SET OF FACTS, PROCESSES, CONCEPTS, INSTITUTIONS, ETC. THAT INVOLVE AND GOVERN SOCIETY, THE STATE AND ITS INSTITUTIONS, AND THE RELATIONSHIP BETWEEN THEM.

PRME ANTI-POVERTY: UNITED NATIONS PRINCIPLE FOR RESPONSIBLE EXECUTIVE EDUCATION AIMED AT ENDING POVERTY IN ALL ITS FORMS, EVERYWHERE.

VOTE: EACH OF THE OPTIONS THAT CAN BE AVAILABLE IN ANY ELECTIVE PROCESS.

## O AUTOR

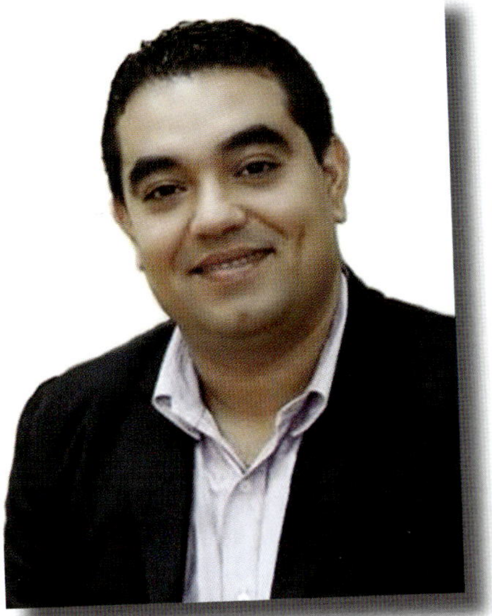

**Rodrigo Titon** possui formação em Administração de Empresas e Direito. É especialista nas áreas de Gestão Estratégica de Empresas pela FGV, em Serviços Compartilhados pela FIESC e mestre em Governança e Sustentabilidade pelo ISAE/PR. Estudou em Ohio University (Ohio, EUA), INDEG (Lisboa, Portugal) e Hong Kong University (China).

É executivo, conselheiros de empresas, produtor musical e professor universitário das disciplinas de Sustentabilidade e Recursos Humanos.

Desde outubro de 2015, é membro do grupo de trabalho do PRME da ONU contra a pobreza, com participações e apresentações em Nova York (EUA), Viena (Áustria), Cairo (Egito), Colônia (Alemanha) e Jönköping (Suécia).

## O ILUSTRADOR

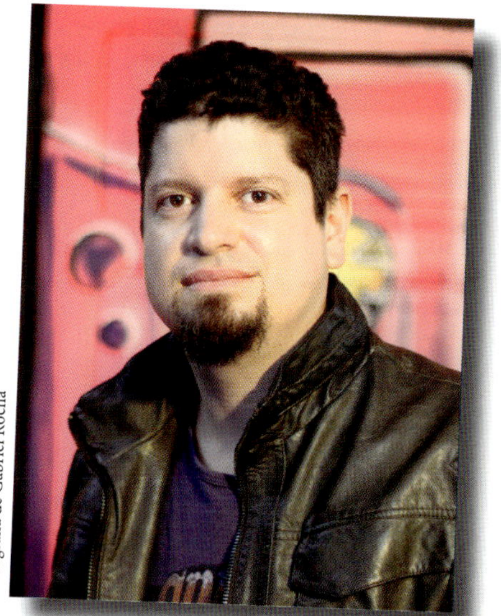

Fotografia de Gabriel Rocha

**Marcelo Bittencourt** inicia sua carreira como ilustrador atendendo principalmente a materiais didáticos em 2004. Estudou Design Gráfico pela UTFPR e Licenciatura em Artes Visuais pela UNINTER. Desenvolveu várias peças publicitárias, identidades visuais e design de livros. Desde 2009 exerce gestão de projetos gráficos no Grupo Positivo e atualmente na Arco Educação. Foi a partir de 2013 que iniciou seu trabalho mais autoral, expressando seu imaginário no mundo da arte, utilizando diversos materiais como acrílica, spray e sucata. Vem se destacando por fazer *livepaintings*, onde transforma a atmosfera de qualquer evento em uma peça única de arte. Participa de diversos shows musicais, retratando os músicos de forma única em diversos lugares do Brasil. Ilustrou diversos livros infantis e sua expressão mistura ilustração, pintura, arte de rua de maneira bastante intuitiva. Hoje tem trabalhos expostos no Four Coworking, Mob Workingspace, Hard Rock Cafe e muros da cidade.

# Leia também, do autor:

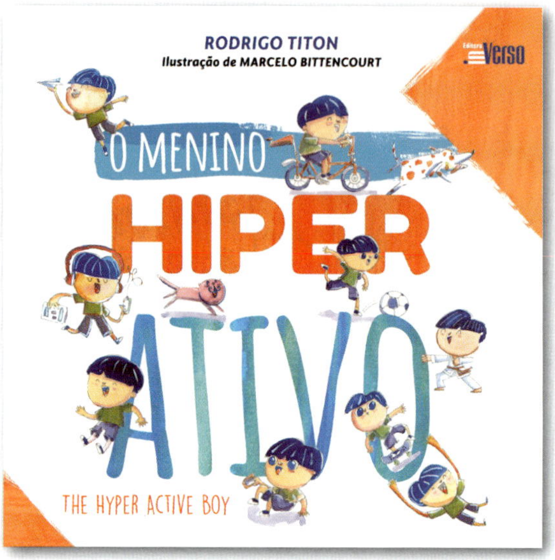


## O MENINO HIPER ATIVO

Essa história é voltada para refletir como as crianças costumam repetir os comportamentos dos adultos — incluindo suas limitações e medos, bem como entender que as crianças vivem tempos completamente diferentes dos daqueles que hoje são adultos, numa época de superestímulos e avanços tecnológicos.

Como, então, fazer com que as crianças se tornem aquilo que os pais projetaram como ideal? O Menino Hiper Ativo requer um momento de reflexão para equilíbrio consigo mesmo, com a família e com a sociedade.

22 x 22 cm • 36 págs. • brochura
ISBN 978-85-5540-195-4
BILÍNGUE PORTUGUÊS-INGLÊS

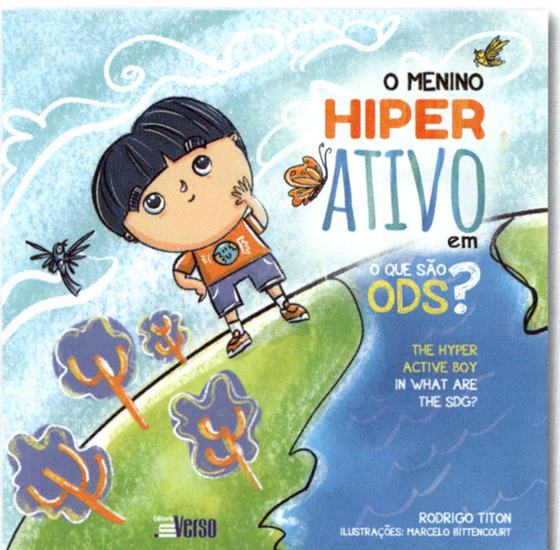


## O MENINO HIPER ATIVO EM: O QUE SÃO AS ODS?

As crianças dos tempos atuais já nascem diferentes! São verdadeiros diamantes que ajudam intensamente no desenvolvimento dos adultos. E juntos, podem conhecer e disseminar a temática dos Objetivos de Desenvolvimento Sustentável da ONU, em prol de um mundo melhor. Se todos fizerem um pouquinho a cada dia, o futuro estará preservado!

22 x 22 cm • 28 págs. • grampeado
ISBN 978-85-5540-188-6
BILÍNGUE PORTUGUÊS-INGLÊS